Ruby Jindal

Curar o futuro: O poder da Inteligência Artificial nos cuidados de saúde

Ruby Jindal

Curar o futuro: O poder da Inteligência Artificial nos cuidados de saúde

ScienciaScripts

Imprint

Any brand names and product names mentioned in this book are subject to trademark, brand or patent protection and are trademarks or registered trademarks of their respective holders. The use of brand names, product names, common names, trade names, product descriptions etc. even without a particular marking in this work is in no way to be construed to mean that such names may be regarded as unrestricted in respect of trademark and brand protection legislation and could thus be used by anyone.

Cover image: www.ingimage.com

This book is a translation from the original published under ISBN 978-620-7-81004-8.

Publisher:
Sciencia Scripts
is a trademark of
Dodo Books Indian Ocean Ltd. and OmniScriptum S.R.L publishing group

120 High Road, East Finchley, London, N2 9ED, United Kingdom
Str. Armeneasca 28/1, office 1, Chisinau MD-2012, Republic of Moldova, Europe
Printed at: see last page
ISBN: 978-620-8-15753-1

Prefácio

No panorama tecnológico em rápida evolução, a inteligência artificial (IA) surgiu como uma força revolucionária com potencial para transformar numerosos sectores. Entre estes, os cuidados de saúde destacam-se como um dos domínios mais críticos e promissores para a aplicação da IA. A convergência da IA e dos cuidados de saúde apresenta oportunidades sem precedentes para melhorar os cuidados aos doentes, simplificar as operações e fazer avançar a investigação médica a um ritmo acelerado.

Este livro, "Healing the Future: O Poder da Inteligência Artificial nos Cuidados de Saúde", explora o profundo impacto da IA no sector dos cuidados de saúde. Investiga as formas inovadoras como a IA está a ser integrada nas práticas médicas, os benefícios e desafios que traz e as considerações éticas que acompanham a sua adoção. Desde o diagnóstico e o planeamento do tratamento até à medicina personalizada e à eficiência administrativa, a IA está preparada para redefinir os limites do que é possível nos cuidados de saúde.

<u>Por</u>

<u>Dr. Ruby Jindal</u>

<u>(Universidade K.R. Mangalam, Gurugram, Haryana, Índia)</u>

ÍNDICE DE CONTEÚDOS

Capítulo 1: O alvorecer da IA nos cuidados de saúde

1.1 A evolução da IA

Os primórdios da Inteligência Artificial

A inteligência artificial (IA) tem as suas raízes em meados do século XX, quando surgiu o conceito de criar máquinas que pudessem simular a inteligência humana. Investigadores pioneiros como Alan Turing e John McCarthy lançaram as bases da IA, imaginando um futuro em que as máquinas pudessem pensar e aprender como os seres humanos. O famoso "Teste de Turing" de Turing propôs um critério para a inteligência das máquinas, e McCarthy, que cunhou o termo "inteligência artificial" em 1956, organizou a Conferência de Dartmouth, marcando o nascimento oficial da IA como área de estudo.

Primeiros desenvolvimentos e retrocessos

Nas primeiras décadas, assistiu-se ao desenvolvimento de programas de IA simples, capazes de executar tarefas como jogar xadrez ou resolver problemas matemáticos. Estes primeiros sistemas de IA, conhecidos como sistemas baseados em regras ou "good old-fashioned AI" (GOFAI), baseavam-se fortemente em regras e lógicas predefinidas. Embora promissores, enfrentavam limitações significativas para lidar com a complexidade e a variabilidade das situações do mundo real.

O campo passou por períodos de expectativas elevadas seguidos de "Invernos de IA" - períodos de redução do financiamento e do interesse devido a promessas não cumpridas e a obstáculos técnicos. Estes contratempos deveram-se principalmente à falta de capacidade computacional e à incapacidade dos primeiros sistemas de IA para aprenderem e se adaptarem à experiência.

A ascensão da aprendizagem automática

O ressurgimento da IA começou no final do século XX e no início do século XXI com o advento da aprendizagem automática (ML), um subcampo da IA centrado no desenvolvimento de algoritmos que permitem aos computadores aprender e tomar decisões com base em dados. Ao contrário dos sistemas baseados em regras, os algoritmos de aprendizagem automática melhoram o seu desempenho ao longo do tempo, à medida que são expostos a mais dados.

O desenvolvimento das redes neuronais, inspiradas na estrutura e função do cérebro humano, constituiu um marco significativo. Estas redes, compostas por camadas de nós interconectados ou "neurónios", destacaram-se no reconhecimento de padrões nos dados, levando a avanços no reconhecimento de imagens e de voz.

Aprendizagem profunda e redes neurais

Os avanços mais recentes na IA foram impulsionados pela aprendizagem profunda, um subconjunto da aprendizagem automática que utiliza redes neuronais de grande dimensão e com várias camadas. Os algoritmos de aprendizagem profunda demonstraram capacidades notáveis no processamento de grandes quantidades de dados e na obtenção de níveis de precisão sem precedentes em tarefas como a classificação de imagens, o processamento de linguagem natural e a jogabilidade.

Estes desenvolvimentos foram impulsionados pelo crescimento exponencial do poder computacional, pela disponibilidade de grandes volumes de dados e pelas inovações na conceção de algoritmos. Como resultado, a IA passou da investigação teórica para aplicações práticas em vários sectores, incluindo os cuidados de saúde.

1.2 Aplicações iniciais em medicina

Análise de dados e reconhecimento de padrões

A integração da IA nos cuidados de saúde começou com a sua aplicação na análise de dados e no reconhecimento de padrões. Os primeiros sistemas de IA foram concebidos para ajudar os profissionais de saúde, analisando os dados dos doentes, identificando tendências e apoiando os processos de tomada de decisões. Estes sistemas, embora limitados, forneciam informações valiosas que podiam aumentar a precisão do diagnóstico e melhorar os resultados dos doentes.

Por exemplo, os algoritmos de IA foram utilizados para analisar registos de pacientes e identificar sinais precoces de doenças como o cancro, as doenças cardíacas e a diabetes. Ao analisar grandes conjuntos de dados, estes sistemas podem detetar padrões subtis que poderiam passar despercebidos aos observadores humanos, oferecendo um novo nível de precisão nos diagnósticos médicos.

Sistemas periciais baseados em regras

Uma das primeiras formas de IA nos cuidados de saúde foi o desenvolvimento de sistemas especializados baseados em regras. Estes sistemas codificavam os conhecimentos médicos sob a forma de regras e declarações lógicas, permitindo-lhes fornecer recomendações com base nos dados dos doentes. O MYCIN, desenvolvido na década de 1970 na Universidade de Stanford, é um exemplo notável. Foi concebido para diagnosticar infecções bacterianas e recomendar tratamentos antibióticos adequados.

Apesar do seu potencial, os sistemas periciais baseados em regras enfrentaram limitações devido à sua dependência de regras predefinidas, o que os tornou inflexíveis e incapazes de lidar com casos novos ou complexos. No entanto, lançaram as bases para aplicações de IA mais avançadas na medicina.

Diagnóstico assistido por computador

A década de 1990 assistiu ao aparecimento de sistemas de diagnóstico assistido por computador (CAD), que utilizavam algoritmos de IA para ajudar os radiologistas na interpretação de imagens médicas. Estes sistemas foram inicialmente utilizados na mamografia para detetar o cancro da mama. Ao destacar áreas suspeitas nas mamografias, os sistemas CAD tinham como objetivo reduzir o erro humano e melhorar a precisão do diagnóstico.

Embora os primeiros sistemas CAD se tenham mostrado promissores, foram frequentemente recebidos com ceticismo devido às elevadas taxas de falsos positivos e à carga de trabalho adicional que impunham aos radiologistas. No entanto, ao longo do tempo, as melhorias nos algoritmos de IA e nas técnicas de processamento de imagem aumentaram o desempenho e a aceitação dos sistemas CAD na prática clínica.

1.3 A promessa da IA nos cuidados de saúde modernos

Precisão de diagnóstico melhorada

Os sistemas modernos de IA ultrapassaram largamente os seus antecessores em termos de capacidade e desempenho. Uma das vantagens mais significativas da IA nos cuidados de saúde é a sua capacidade de melhorar a precisão do diagnóstico. Os algoritmos de IA podem analisar imagens médicas com um nível de precisão que muitas vezes ultrapassa as capacidades humanas. Por exemplo, os sistemas de imagiologia alimentados por IA demonstraram proficiência na deteção de sinais precoces de doenças como o cancro, permitindo uma intervenção mais precoce e melhorando os resultados dos doentes.

Para além da imagiologia, a IA está a fazer progressos noutras áreas de diagnóstico. Por exemplo, os algoritmos de IA podem analisar dados genéticos para identificar mutações associadas a doenças específicas, abrindo caminho para diagnósticos mais exactos e personalizados.

Planos de tratamento personalizados

A IA está a desempenhar um papel crucial no desenvolvimento da medicina personalizada, uma abordagem que adapta os planos de tratamento às caraterísticas individuais de cada doente. Ao analisar informações genéticas, registos de saúde e outros dados pessoais, a IA pode ajudar a determinar as estratégias de tratamento mais eficazes para cada doente. Isto não só aumenta as hipóteses de resultados bem sucedidos, como também minimiza o risco de efeitos adversos.

A medicina personalizada impulsionada pela IA é particularmente benéfica em domínios como a oncologia, em que a compreensão do perfil genético de um tumor pode orientar a seleção de terapias específicas. Do mesmo modo, a IA pode ajudar na gestão de doenças crónicas, fornecendo recomendações personalizadas com base no perfil de saúde único de um paciente.

Eficiência operacional

Para além do diagnóstico e do tratamento, a IA está a transformar os aspectos operacionais dos cuidados de saúde. Os sistemas alimentados por IA podem simplificar as tarefas administrativas, otimizar a atribuição de recursos e melhorar o fluxo de doentes nas instituições de cuidados de saúde. Por exemplo, a IA pode ajudar na marcação de consultas, na gestão de registos de saúde electrónicos e na previsão de admissões de doentes, conduzindo a operações mais eficientes e rentáveis.

Além disso, a IA pode melhorar a gestão da cadeia de abastecimento, prevendo a procura de material médico, gerindo o inventário e reduzindo o desperdício. Estas melhorias não só reduzem os custos operacionais, como também garantem que os prestadores de cuidados de saúde têm os recursos necessários para prestar cuidados de elevada qualidade.

Investigação e desenvolvimento acelerados

A IA está também a revolucionar o campo da investigação médica. Os algoritmos de aprendizagem automática podem analisar grandes quantidades de dados biomédicos para identificar potenciais candidatos a medicamentos, prever a sua eficácia e otimizar os desenhos dos ensaios clínicos. Isto acelera o processo de descoberta e desenvolvimento de medicamentos, trazendo novos tratamentos para o mercado mais rapidamente e a um custo mais baixo.

A capacidade da IA para processar e interpretar grandes conjuntos de dados é particularmente valiosa na genómica e na medicina de precisão. Ao revelar relações complexas entre variações genéticas e doenças, a IA está a ajudar os investigadores a compreender os mecanismos subjacentes às doenças e a desenvolver terapias específicas.

Desafios e considerações éticas

Embora a promessa da IA nos cuidados de saúde seja imensa, não está isenta de desafios. A integração da IA na prática médica levanta importantes considerações éticas e jurídicas. Questões como a privacidade dos dados, o enviesamento algorítmico e a transparência dos processos de decisão da IA devem ser cuidadosamente abordadas para garantir que os sistemas de IA são utilizados de forma responsável e equitativa.

Além disso, a adoção da IA nos cuidados de saúde exige a colaboração entre tecnólogos, clínicos e decisores políticos para desenvolver quadros regulamentares e normas que garantam a utilização segura e eficaz da IA. Os programas de ensino e formação são também essenciais para dotar os profissionais de saúde das competências necessárias para trabalhar com sistemas de IA.

À medida que avançamos, o potencial da IA para transformar os cuidados de saúde está a tornar-se cada vez mais claro. Os capítulos seguintes irão explorar aplicações específicas da IA em vários aspectos da medicina, realçando as oportunidades e os desafios que se avizinham. Desde o diagnóstico e o tratamento até aos cuidados aos doentes e à eficiência operacional, a IA está pronta a redefinir o futuro dos cuidados de saúde, oferecendo novas esperanças e possibilidades tanto aos doentes como aos prestadores de cuidados de saúde.

2.1 Imagiologia e radiologia

O papel da IA na imagiologia médica

A imagiologia médica é uma das áreas mais promissoras para aplicações de IA nos cuidados de saúde. Os algoritmos de IA podem analisar imagens de raios X, tomografias computorizadas, ressonâncias magnéticas e outras modalidades de imagiologia com uma precisão notável, identificando anomalias que poderiam passar despercebidas aos olhos humanos. Estes avanços têm o potencial de revolucionar a radiologia, melhorando a precisão do diagnóstico, acelerando a interpretação das imagens e reduzindo a carga de trabalho dos radiologistas.

IA em radiologia: Tecnologias-chave

- **Redes Neuronais Convolucionais (CNNs):** As CNNs são um tipo de algoritmo de aprendizagem profunda particularmente adequado para a análise de imagens. Podem detetar automaticamente padrões e caraterísticas em imagens médicas, o que os torna ideais para tarefas como a identificação de tumores, fracturas e outras anomalias.

- **Processamento de linguagem natural (PNL):** A PNL pode ser utilizada para interpretar relatórios de radiologia e extrair informações relevantes, ajudando na integração da análise de imagens com registos de pacientes.

Aplicações de IA em radiologia

- **Deteção de cancro:** Os sistemas de IA demonstraram uma elevada precisão na deteção de vários tipos de cancro, incluindo os cancros da mama, do pulmão e da pele. Por exemplo, os algoritmos de IA podem analisar mamografias para identificar potenciais lesões de cancro da mama com maior precisão do que os métodos tradicionais, permitindo um diagnóstico e tratamento mais precoces.

- **Identificação de fracturas:** A IA pode ajudar a identificar fracturas em radiografias, o que por vezes pode ser um desafio para os radiologistas humanos devido a padrões de fratura subtis ou complexos. Os sistemas de IA podem destacar áreas suspeitas, garantindo que nenhuma fratura passa despercebida.

- **Imagiologia cerebral:** Os algoritmos de IA estão a ser utilizados para analisar exames ao cérebro para detetar doenças como a doença de Alzheimer, acidentes vasculares cerebrais e tumores cerebrais. Estes sistemas podem identificar sinais precoces de doença, facilitando a intervenção atempada e melhorando os resultados dos doentes.

Desafios e direcções futuras

Apesar dos avanços significativos, existem desafios na integração da IA na radiologia. Estes incluem a necessidade de grandes conjuntos de dados anotados para treinar modelos de IA, a variabilidade dos protocolos de imagiologia em diferentes instituições e a necessidade de aprovação regulamentar. A investigação futura centrar-se-á na resposta a estes desafios e no reforço da robustez e da generalização dos algoritmos de IA.

2.2 Patologia e medicina laboratorial

IA em Patologia: Transformar a análise de tecidos

A patologia envolve o exame de amostras de tecido para diagnosticar doenças. Tradicionalmente, este tem sido um processo de trabalho intensivo, contando com a experiência de patologistas para examinar manualmente as lâminas sob um microscópio. A IA está pronta para transformar a patologia, automatizando a análise de tecidos, melhorando a precisão do diagnóstico e aumentando a eficiência.

Tecnologias-chave em patologia baseada em IA

- **Patologia digital:** A patologia digital envolve a digitalização e a digitalização de lâminas de tecido, criando imagens de alta resolução que podem ser analisadas por algoritmos de IA. Esta mudança da microscopia tradicional para a análise digital é um passo crítico na integração da IA na patologia.

- **Aprendizagem profunda:** Os algoritmos de aprendizagem profunda, nomeadamente as CNN, são utilizados para analisar imagens de patologia digital. Estes modelos podem ser treinados para reconhecer padrões associados a várias doenças, como o cancro, condições inflamatórias e doenças infecciosas.

Aplicações em patologia

- **Diagnóstico do cancro:** Os algoritmos de IA podem analisar amostras de tecido para identificar células cancerosas e determinar o tipo e o grau de cancro. Isto é particularmente valioso no diagnóstico de cancros complexos, como o cancro da mama, da próstata e do pulmão, em que diferenças subtis na morfologia das células podem ter implicações significativas no tratamento.

- **Classificação histopatológica:** A IA pode ajudar os patologistas a classificar os tumores, o que é essencial para determinar o prognóstico e as estratégias de tratamento. Ao fornecer avaliações consistentes e objectivas, a IA reduz a variabilidade e melhora a fiabilidade da classificação.

- **Deteção de doenças raras:** A IA pode ajudar na deteção de doenças raras, identificando padrões caraterísticos que podem não ser familiares aos patologistas. Isto pode levar a um diagnóstico mais precoce e a melhores resultados para os doentes com doenças raras.

Desafios e direcções futuras

A integração da IA na patologia enfrenta desafios como a necessidade de conjuntos de dados anotados de alta qualidade, a normalização das práticas de patologia digital e a aceitação pela comunidade patológica. A investigação futura centrar-se-á na melhoria da exatidão e da interpretabilidade dos modelos de IA, bem como no desenvolvimento de uma validação robusta e de quadros regulamentares.

2.3 Análise preditiva para deteção de doenças

O poder da análise preditiva

A análise preditiva, alimentada por IA, pode prever a probabilidade de doenças com base no historial médico, no estilo de vida e na informação genética de um doente. Estes sistemas utilizam vastos conjuntos de dados para identificar factores de risco e fornecer alertas precoces, permitindo a tomada de medidas preventivas antes da progressão de uma doença.

Tecnologias-chave na análise preditiva

- **Aprendizagem automática:** Os algoritmos de aprendizagem automática podem analisar grandes conjuntos de dados para identificar padrões e correlações que podem não ser evidentes para os analistas humanos. Estes modelos podem prever o risco e a progressão da doença, permitindo uma intervenção precoce.

- **Processamento de linguagem natural (PNL):** A PNL pode ser utilizada para extrair informações valiosas de dados não estruturados, como notas clínicas e registos de saúde electrónicos, enriquecendo os conjuntos de dados utilizados para a análise preditiva.

Aplicações na deteção de doenças

- **Doenças cardiovasculares:** Os modelos preditivos alimentados por IA podem analisar factores de risco como a idade, o sexo, o historial familiar, o estilo de vida e os níveis de biomarcadores para prever a probabilidade de eventos cardiovasculares como ataques cardíacos e acidentes vasculares cerebrais. Estes modelos podem identificar indivíduos de alto risco e recomendar medidas preventivas, como mudanças no estilo de vida ou medicação.

- **Diabetes:** A IA pode prever o risco de desenvolver diabetes de tipo 2 através da análise de factores como o índice de massa corporal (IMC), o historial familiar, a dieta e os níveis de atividade física. A identificação precoce de indivíduos em risco permite intervenções que podem atrasar ou prevenir o aparecimento da diabetes.

- **Doenças genéticas:** A IA pode analisar dados genéticos para identificar indivíduos em risco de doenças hereditárias, como a fibrose cística, a doença de Huntington e determinados tipos de cancro. Os modelos preditivos podem fornecer recomendações personalizadas para testes genéticos e cuidados preventivos.

Desafios e direcções futuras

A implementação da análise preditiva nos cuidados de saúde não está isenta de desafios. Estes incluem a garantia da privacidade e segurança dos dados, a abordagem dos enviesamentos nos modelos de IA e a integração da análise preditiva nos fluxos de trabalho clínicos. A investigação futura centrar-se-á na melhoria da precisão e da equidade dos modelos preditivos, bem como no desenvolvimento de orientações para a sua utilização ética.

A IA está pronta a revolucionar o diagnóstico, oferecendo uma precisão e eficiência sem precedentes na deteção de doenças. Ao tirar partido de tecnologias avançadas, como a aprendizagem profunda e a análise preditiva, a IA está a transformar a imagiologia, a patologia e a previsão de doenças, abrindo caminho para diagnósticos mais precoces e mais precisos. À medida que a IA continua a evoluir, desempenhará um papel cada vez mais vital nos cuidados de saúde, acabando por melhorar os resultados dos doentes e a qualidade dos cuidados.

Capítulo 3: IA no planeamento do tratamento

3.1 Medicina personalizada

A mudança para a medicina personalizada

A medicina personalizada, também conhecida como medicina de precisão, adapta o tratamento médico às caraterísticas individuais de cada paciente. Esta abordagem considera factores como a genética, o ambiente e o estilo de vida para desenvolver planos de tratamento personalizados. A IA desempenha um papel crucial nesta mudança de paradigma, analisando grandes quantidades de dados para identificar padrões e prever como diferentes pacientes responderão a tratamentos específicos.

Tecnologias-chave na medicina personalizada

- **Sequenciação genómica:** As tecnologias de sequenciação genómica, combinadas com a IA, podem analisar a composição genética de um indivíduo para identificar mutações e variações que possam influenciar o risco de doença e a resposta ao tratamento.

- **Aprendizagem automática:** Os algoritmos de aprendizagem automática podem integrar diversas fontes de dados, incluindo informações genéticas, clínicas e sobre o estilo de vida, para criar modelos de previsão do risco de doença e dos resultados do tratamento.

Aplicações da IA na medicina personalizada

- **Tratamento do cancro:** A medicina personalizada orientada para a IA é particularmente transformadora na oncologia. Ao analisar o perfil genético de um tumor, a IA pode ajudar os oncologistas a selecionar as terapias específicas mais eficazes. Por exemplo, determinadas mutações no gene EGFR no cancro do pulmão de células não pequenas podem prever a capacidade de resposta a inibidores específicos da tirosina quinase.

- **Farmacogenómica:** A IA pode prever como os doentes responderão a diferentes medicamentos com base na sua composição genética. Isto ajuda a selecionar o medicamento e a dosagem corretos, minimizando os efeitos adversos e maximizando a eficácia terapêutica. Por exemplo, os doentes com variações específicas no gene CYP2C19 podem metabolizar certos medicamentos, como o clopidogrel, de forma diferente, afectando a eficácia do medicamento.

- **Gestão de doenças crónicas:** A IA pode analisar os dados dos pacientes para fornecer recomendações personalizadas para a gestão de doenças crónicas, como a diabetes, a hipertensão e as doenças cardíacas. Ao adaptar os planos de tratamento às necessidades individuais, a IA ajuda a melhorar a adesão e os resultados.

Desafios e direcções futuras

A integração da IA na medicina personalizada enfrenta desafios como a privacidade dos dados, a necessidade de conjuntos de dados grandes e diversificados e a complexidade da interpretação dos dados genéticos. A investigação futura centrar-se-á na melhoria dos algoritmos de IA, no desenvolvimento de quadros de validação robustos e na garantia de que a medicina personalizada é acessível a todos os doentes.

3.2 Cirurgia assistida por IA

Melhorar a precisão cirúrgica

A IA está a revolucionar os procedimentos cirúrgicos através do desenvolvimento de robótica avançada e de sistemas cirúrgicos assistidos por computador. Estas tecnologias aumentam a precisão e o controlo dos cirurgiões, conduzindo a procedimentos minimamente invasivos, tempos de recuperação mais rápidos e melhores resultados para os doentes.

Tecnologias-chave na cirurgia assistida por IA

- **Cirurgia robótica:** Os sistemas robóticos, como o Sistema Cirúrgico da Vinci, utilizam a IA para ajudar os cirurgiões a efetuar procedimentos complexos com elevada precisão. Estes sistemas proporcionam uma maior destreza, estabilidade e visualização, permitindo a realização de cirurgias minimamente invasivas.

- **Visão por computador:** Os algoritmos de visão computorizada analisam as transmissões de vídeo cirúrgico em tempo real, fornecendo aos cirurgiões informações e alertas críticos. Estes sistemas podem identificar estruturas anatómicas, destacar áreas de preocupação e orientar instrumentos cirúrgicos.

Aplicações da IA em cirurgia

- **Cirurgia ortopédica:** Os sistemas robóticos alimentados por IA são utilizados em cirurgias ortopédicas, como substituições de articulações e procedimentos da coluna vertebral. Estes sistemas ajudam a planear e a executar movimentos cirúrgicos precisos, reduzindo o risco de complicações e melhorando os resultados.

- **Neurocirurgia:** A IA ajuda nos procedimentos neurocirúrgicos, fornecendo orientação em tempo real e melhorando a precisão das ressecções de tumores. Os algoritmos de IA podem analisar exames de ressonância magnética e de tomografia computorizada para mapear o cérebro e identificar estruturas críticas, minimizando os danos nos tecidos saudáveis.

- **Cirurgia geral:** Os sistemas de IA são utilizados em vários procedimentos cirúrgicos gerais, incluindo cirurgias laparoscópicas. Estes sistemas melhoram as capacidades do cirurgião, fornecendo feedback e assistência em tempo real, o que conduz a uma maior precisão e a tempos de operação reduzidos.

Desafios e direcções futuras

A adoção da cirurgia assistida por IA exige um investimento significativo em formação e infra-estruturas. Além disso, é fundamental garantir a segurança e a fiabilidade dos sistemas de IA. A investigação futura centrar-se-á no desenvolvimento de sistemas robóticos mais intuitivos e adaptáveis, na melhoria dos algoritmos de visão por computador e na integração da IA de forma mais perfeita nos fluxos de trabalho cirúrgicos.

3.3 Robótica no bloco operatório

O papel da robótica na cirurgia moderna

A robótica tornou-se parte integrante da cirurgia moderna, oferecendo uma precisão e um controlo sem paralelo. Os sistemas robóticos baseados em IA melhoram as capacidades dos cirurgiões, permitindo-lhes efetuar procedimentos complexos com maior precisão e menos invasivos.

Tecnologias-chave em robótica cirúrgica

- **Braços robóticos:** Os braços robóticos avançados, controlados por cirurgiões, podem efetuar movimentos cirúrgicos complexos com elevada precisão. Estes sistemas traduzem os movimentos da mão do cirurgião em acções mais pequenas e mais precisas, reduzindo o risco de erro humano.

- **Automatização baseada em IA:** Os algoritmos de IA são utilizados para automatizar determinados aspectos da cirurgia, como a sutura, a manipulação de tecidos e o posicionamento de instrumentos. Isto reduz a carga cognitiva dos cirurgiões e aumenta a eficiência dos procedimentos.

Aplicações da robótica em cirurgia

- **Cirurgia Minimamente Invasiva:** Os sistemas robóticos são amplamente utilizados em cirurgias minimamente invasivas, como procedimentos laparoscópicos e toracoscópicos. Estes sistemas proporcionam uma melhor visualização e destreza, permitindo incisões mais pequenas, menor perda de sangue e tempos de recuperação mais rápidos.

- **Cirurgia cardíaca:** A robótica desempenha um papel crucial nas cirurgias cardíacas, como a reparação de válvulas e a cirurgia de bypass da artéria coronária. Os sistemas robóticos permitem movimentos precisos no espaço confinado da cavidade torácica, melhorando os resultados cirúrgicos.

- **Cirurgia urológica:** Os sistemas robóticos são amplamente utilizados em cirurgias urológicas, incluindo prostatectomias e cirurgias renais. Estes sistemas melhoram a capacidade do cirurgião para efetuar procedimentos delicados com o mínimo de invasão.

Desafios e direcções futuras

A integração da robótica no bloco operatório apresenta desafios como os custos elevados, a necessidade de formação especializada e a garantia da interoperabilidade dos sistemas robóticos com o equipamento cirúrgico existente. A investigação futura centrar-se-á no desenvolvimento de sistemas robóticos mais acessíveis e fáceis de utilizar, na melhoria dos algoritmos de IA para a tomada de decisões em tempo real e no alargamento do leque de procedimentos que podem ser realizados por robôs.

A IA está a transformar o planeamento do tratamento nos cuidados de saúde, permitindo a medicina personalizada, melhorando a precisão cirúrgica e integrando a robótica no bloco operatório. Estes avanços estão a abrir caminho a cuidados mais eficazes, eficientes e centrados no doente. À medida que as tecnologias de IA continuam a evoluir, desempenharão um papel cada vez mais vital na definição do futuro do planeamento de tratamentos, melhorando, em última análise, os resultados para os doentes e a qualidade dos cuidados.

Capítulo 4: A IA nos cuidados e na gestão dos doentes

4.1 Telemedicina baseada em IA

A ascensão da telemedicina

A telemedicina registou um crescimento significativo, especialmente na sequência da pandemia de COVID-19, uma vez que proporciona aos doentes acesso a serviços de saúde sem necessidade de visitas presenciais. A IA reforçou ainda mais a telemedicina, melhorando a precisão e a eficiência das consultas à distância, dos diagnósticos e da monitorização dos doentes.

Tecnologias-chave na telemedicina baseada em IA

- **Chatbots e assistentes virtuais:** Os chatbots e os assistentes virtuais alimentados por IA podem interagir com os pacientes, recolher sintomas, fornecer aconselhamento médico e fazer a triagem dos casos. Estas ferramentas ajudam a simplificar a admissão de pacientes e a garantir que é dada prioridade aos casos urgentes.

- **Sistemas de monitorização remota:** Os sistemas de monitorização remota orientados para a IA utilizam sensores e dispositivos portáteis para recolher dados dos doentes em tempo real. Estes sistemas podem detetar anomalias, prever potenciais problemas de saúde e alertar os prestadores de cuidados de saúde para que intervenham atempadamente.

- **Processamento de linguagem natural (PNL):** Os algoritmos de PNL podem analisar o discurso do paciente e os dados de texto para extrair informações médicas relevantes, ajudando no processo de diagnóstico e tratamento.

Aplicações da IA na telemedicina

- **Consultas virtuais:** A IA melhora as consultas virtuais, fornecendo aos médicos informações em tempo real e apoio à decisão. Por exemplo, a IA pode analisar os dados do paciente, sugerir potenciais diagnósticos e recomendar opções de tratamento durante uma consulta de telemedicina.

- **Gestão de doenças crónicas:** Os sistemas de monitorização remota alimentados por IA são particularmente benéficos para a gestão de doenças crónicas, como a diabetes, a hipertensão e as doenças cardíacas. Estes sistemas monitorizam continuamente os sinais vitais e outros indicadores de saúde, permitindo uma gestão proactiva e reduzindo a necessidade de visitas presenciais frequentes.

- **Serviços de saúde mental:** As plataformas baseadas em IA são utilizadas para prestar apoio à saúde mental através de sessões de terapia virtual, controlo do humor e intervenção em situações de crise. Estas plataformas podem analisar as interações dos pacientes e fornecer recomendações personalizadas para a terapia e os cuidados pessoais.

Desafios e direcções futuras

A integração da IA na telemedicina enfrenta desafios como a garantia da privacidade dos dados, a abordagem das disparidades tecnológicas entre os pacientes e a obtenção de aprovação regulamentar. A investigação futura centrar-se-á na melhoria dos algoritmos de IA, no reforço da interoperabilidade das plataformas de telemedicina e na expansão do acesso a populações carenciadas.

4.2 IA na monitorização de doentes

Monitorização contínua e deteção precoce

Os sistemas de monitorização de doentes alimentados por IA fornecem um acompanhamento contínuo e em tempo real dos sinais vitais e de outros parâmetros de saúde. Estes sistemas podem detetar sinais precoces de deterioração, prever potenciais crises de saúde e alertar os prestadores de cuidados de saúde, permitindo uma intervenção atempada.

Tecnologias-chave na monitorização de doentes com recurso a IA

- **Dispositivos portáteis:** Os dispositivos portáteis equipados com sensores recolhem dados sobre sinais vitais, atividade física e outras métricas de saúde. Os algoritmos de IA analisam estes dados para detetar anomalias e prever resultados de saúde.

- **Plataformas de monitorização remota:** Estas plataformas agregam dados de várias fontes, incluindo wearables, dispositivos de monitorização doméstica e registos de saúde electrónicos. Os modelos de

IA analisam os dados integrados para fornecer informações abrangentes sobre o estado de saúde de um paciente.

Aplicações da IA na monitorização de doentes

- **Monitorização cardíaca:** Os sistemas de monitorização cardíaca alimentados por IA podem detetar arritmias, monitorizar a variabilidade do ritmo cardíaco e prever o risco de ataques cardíacos. Os dispositivos de ECG portáteis, combinados com algoritmos de IA, fornecem monitorização cardíaca contínua para pacientes de alto risco.

- **Gestão da diabetes:** Os monitores contínuos de glucose (CGM) associados a algoritmos de IA ajudam os doentes com diabetes a gerir os seus níveis de açúcar no sangue. Estes sistemas fornecem feedback em tempo real, prevêem tendências de glicose e sugerem ajustes na dosagem de insulina.

- **Cuidados pós-cirúrgicos:** Os sistemas de monitorização baseados em IA acompanham a recuperação dos doentes após a cirurgia, monitorizando sinais de infeção, coágulos sanguíneos ou outras complicações. Estes sistemas podem alertar os prestadores de cuidados de saúde para intervirem prontamente, melhorando os resultados pós-operatórios.

Desafios e direcções futuras

A implementação da IA na monitorização dos doentes envolve desafios como a garantia da exatidão dos dados, a manutenção da conformidade dos doentes com os dispositivos portáteis e a integração dos sistemas de monitorização nas infra-estruturas de cuidados de saúde existentes. A investigação futura centrar-se-á na melhoria da precisão e da fiabilidade dos algoritmos de IA, no desenvolvimento de dispositivos de monitorização de fácil utilização e no alargamento do leque de condições que podem ser monitorizadas remotamente.

4.3 IA na gestão hospitalar

Otimização das operações hospitalares

A IA está a transformar a gestão hospitalar ao otimizar vários aspectos operacionais, incluindo a atribuição de recursos, o fluxo de doentes e as tarefas administrativas. Estas melhorias conduzem ao aumento da eficiência, à redução dos custos e à melhoria dos cuidados prestados aos doentes.

Tecnologias-chave na gestão hospitalar baseada em IA

- **Análise preditiva:** Os modelos preditivos alimentados por IA analisam dados históricos e em tempo real para prever admissões de pacientes, ocupação de camas e necessidades de recursos. Isto ajuda os hospitais a planear e a atribuir recursos de forma mais eficaz.

- **Automação e robótica:** Os sistemas de automatização baseados em IA simplificam as tarefas administrativas, como a marcação de consultas, a faturação e a gestão de inventário. Os sistemas robóticos também podem ajudar em tarefas como a distribuição de medicamentos e a esterilização de instrumentos cirúrgicos.

- **Processamento de linguagem natural (PNL):** Os algoritmos de PNL podem processar e analisar dados não estruturados de notas clínicas, resumos de alta e outras fontes para extrair informações valiosas e melhorar a tomada de decisões.

Aplicações da IA na gestão hospitalar

- **Atribuição de recursos:** Os modelos preditivos de IA ajudam os hospitais a antecipar as admissões de pacientes e a gerir a ocupação de camas, o pessoal e as necessidades de equipamento. Isto garante que os recursos estão disponíveis quando e onde são mais necessários, reduzindo os tempos de espera e melhorando os cuidados aos doentes.

- **Gestão do fluxo de doentes:** Os algoritmos de IA optimizam o fluxo de doentes no hospital, prevendo os tempos de alta, coordenando as transferências entre departamentos e reduzindo os estrangulamentos. Isto conduz a uma utilização mais eficiente do espaço e dos recursos do hospital.

- **Eficiência administrativa:** Os sistemas de automatização orientados por IA tratam das tarefas administrativas de rotina, libertando o pessoal para se concentrar nos cuidados aos doentes. Por exemplo, a IA pode automatizar a marcação de consultas com base nas preferências do doente e na disponibilidade do prestador, reduzindo os conflitos de marcação e as faltas de comparência.

Desafios e direcções futuras

A adoção da IA na gestão hospitalar envolve desafios como a garantia da segurança dos dados, a integração dos sistemas de IA com os sistemas de informação hospitalar existentes e a resistência do pessoal à mudança. A investigação futura centrar-se-á no reforço da precisão e da facilidade de utilização das ferramentas de IA, no desenvolvimento de quadros robustos de integração de dados e na promoção da adoção de soluções baseadas na IA na gestão hospitalar.

4.4 IA no envolvimento e educação dos doentes

Capacitar os doentes com IA

A IA está a desempenhar um papel crucial na melhoria do envolvimento e da educação dos doentes, fornecendo informações, recomendações e apoio personalizados em matéria de saúde. Estas soluções baseadas em IA permitem que os doentes assumam um papel ativo na gestão da sua saúde e na tomada de decisões informadas.

Tecnologias-chave no envolvimento dos doentes com base em IA

- **Chatbots e técnicos de saúde virtuais:** Os chatbots alimentados por IA e os técnicos de saúde virtuais interagem com os pacientes, fornecendo informações de saúde, lembretes e conselhos personalizados. Estas ferramentas ajudam os pacientes a manterem-se informados e envolvidos nos seus cuidados de saúde.

- **Educação para a saúde personalizada:** Os algoritmos de IA analisam os dados do paciente para fornecer materiais de educação para a saúde personalizados, adaptados às necessidades e preferências do indivíduo. Isto garante que os pacientes recebem informações relevantes e compreensíveis.

Aplicações da IA no envolvimento dos doentes

- **Adesão à medicação:** Os sistemas alimentados por IA lembram os doentes de tomar os seus medicamentos, controlam a adesão e fornecem feedback. Estes sistemas também podem identificar barreiras à adesão e sugerir soluções, melhorando os resultados do tratamento.

- **Gestão de doenças crónicas:** As plataformas baseadas em IA fornecem aos pacientes recomendações personalizadas para a gestão de doenças crónicas, como planos de dieta e exercício para a diabetes ou a hipertensão. Estas plataformas também oferecem recursos educativos e comunidades de apoio.

- **Saúde preventiva:** Os sistemas de IA analisam os dados dos pacientes para identificar factores de risco de várias doenças e fornecer recomendações preventivas personalizadas. Por exemplo, um sistema de IA pode sugerir mudanças no estilo de vida para reduzir o risco de desenvolver doenças cardiovasculares.

Desafios e direcções futuras

A implementação da IA no envolvimento dos doentes enfrenta desafios como a garantia da privacidade dos dados, a abordagem das disparidades em termos de literacia digital e a obtenção da confiança dos doentes em soluções baseadas em IA. A investigação futura centrar-se-á na melhoria da precisão e da personalização dos algoritmos de IA, na melhoria da experiência do utilizador das ferramentas de IA e na promoção da educação dos doentes e da aceitação da IA nos cuidados de saúde.

A IA está a revolucionar os cuidados e a gestão dos doentes, melhorando a telemedicina, melhorando a monitorização dos doentes, optimizando as operações hospitalares e permitindo a participação dos doentes. Estes avanços estão a conduzir a cuidados de saúde mais eficientes, eficazes e centrados no doente. À medida que as tecnologias de IA continuam a evoluir, desempenharão um papel cada vez mais vital na melhoria dos resultados dos doentes e na transformação do panorama dos cuidados de saúde.

Capítulo 5: Considerações éticas e desafios nos cuidados de saúde com IA

5.1 Privacidade e segurança dos dados

A importância da privacidade e da segurança

A IA nos cuidados de saúde depende fortemente da recolha, armazenamento e análise de grandes quantidades de dados sensíveis dos doentes. Garantir a privacidade e a segurança destes dados é fundamental para manter a confiança dos doentes e cumprir os requisitos regulamentares.

Principais desafios em matéria de privacidade e segurança dos dados

- **Violações de dados:** Os dados relativos aos cuidados de saúde são um alvo privilegiado para os ciberataques devido à sua natureza sensível e ao seu elevado valor. As violações de dados podem levar à divulgação não autorizada de informações de pacientes, causando danos a indivíduos e minando a confiança nos sistemas de saúde.

- **Anonimização de dados:** Embora a anonimização seja utilizada para proteger as identidades dos doentes, existem desafios para garantir que os dados anonimizados não podem ser reidentificados, especialmente quando combinados com outras fontes de dados.

- **Conformidade regulamentar:** A conformidade com regulamentos como o HIPAA (Health Insurance Portability and Accountability Act) nos EUA e o GDPR (General Data Protection Regulation) na UE é essencial para proteger os dados dos pacientes. Estes regulamentos impõem requisitos rigorosos às práticas de tratamento de dados.

Estratégias para melhorar a privacidade e a segurança dos dados

- **Encriptação:** A implementação de métodos de encriptação fortes para armazenamento e transmissão de dados garante que as informações sensíveis permanecem protegidas contra o acesso não autorizado.

- **Controlos de acesso:** O estabelecimento de controlos de acesso e mecanismos de autenticação rigorosos ajuda a garantir que apenas o pessoal autorizado pode aceder aos dados dos doentes.

- **Monitorização contínua:** A monitorização e auditoria contínuas do acesso e utilização de dados podem detetar e responder prontamente a violações de segurança.

Direcções futuras

A investigação e o desenvolvimento futuros centrar-se-ão na melhoria das técnicas de anonimização dos dados, no reforço das medidas de cibersegurança e no desenvolvimento de sistemas de IA que cumpram as normas regulamentares em evolução. A utilização da tecnologia blockchain para a partilha segura de dados e a implementação de técnicas de aprendizagem automática que preservem a privacidade são também áreas promissoras a explorar.

5.2 Preconceito e equidade na IA

Compreender o enviesamento na IA

Os sistemas de IA são susceptíveis a enviesamentos que podem resultar dos dados utilizados para os treinar, da conceção dos algoritmos e da implementação dos sistemas. Os enviesamentos na IA podem conduzir a resultados injustos e discriminatórios, em particular nos cuidados de saúde, onde podem afetar o diagnóstico, o tratamento e os cuidados aos doentes.

Fontes de preconceitos nos cuidados de saúde com IA

- **Enviesamento dos dados:** os enviesamentos nos dados de treino podem resultar da sub-representação de determinados grupos demográficos, de preconceitos históricos ou de imprecisões na recolha de dados. Isto pode levar a que os sistemas de IA tenham um desempenho fraco para populações específicas.

- **Enviesamento algorítmico:** A conceção e a implementação de algoritmos de IA podem introduzir enviesamentos. Por exemplo, certas caraterísticas ou regras de decisão podem afetar desproporcionadamente certos grupos.

- **Enviesamento da implementação:** O enviesamento também pode ocorrer durante a implementação de sistemas de IA, em que o contexto em que o sistema é utilizado ou a forma como é integrado nos fluxos de trabalho clínicos pode resultar em resultados enviesados.

Abordar os preconceitos e garantir a equidade

- **Recolha de dados diversificados:** Assegurar que os dados da formação incluem amostras diversificadas e representativas de todos os grupos demográficos ajuda a reduzir o enviesamento dos dados.

- **Deteção e atenuação de enviesamentos:** A implementação de técnicas para detetar e mitigar preconceitos durante o desenvolvimento e teste de algoritmos de IA é crucial. Isto inclui a utilização de métricas de equidade e o ajuste de algoritmos para garantir um desempenho equitativo entre diferentes grupos.

- **IA transparente e explicável:** O desenvolvimento de sistemas de IA que sejam transparentes e explicáveis ajuda os utilizadores a compreender como são tomadas as decisões e a identificar potenciais enviesamentos.

Direcções futuras

A investigação futura centrar-se-á no desenvolvimento de métodos robustos para detetar e atenuar preconceitos, na criação de quadros para avaliar a equidade nos sistemas de IA e na promoção da transparência e da responsabilidade no desenvolvimento da IA. A colaboração entre os criadores de IA, os profissionais de saúde e os especialistas em ética será essencial para enfrentar eficazmente estes desafios.

5.3 Responsabilidade e obrigação de prestar contas

A necessidade de responsabilização

À medida que os sistemas de IA assumem papéis mais significativos na tomada de decisões no domínio dos cuidados de saúde, as questões relativas à responsabilização e à responsabilidade tornam-se críticas. Determinar quem é responsável quando um sistema de IA comete um erro ou causa danos é uma questão complexa e em evolução.

Principais desafios em matéria de responsabilidade e responsabilização

- **Quadros jurídicos:** Os quadros jurídicos existentes podem não abordar adequadamente os desafios únicos colocados pela IA nos cuidados de saúde. São necessários novos regulamentos e diretrizes para clarificar as questões de responsabilidade e responsabilização.

- **Responsabilidade partilhada:** Os sistemas de IA envolvem frequentemente várias partes interessadas, incluindo programadores, prestadores de cuidados de saúde e instituições. Determinar a extensão da responsabilidade de cada parte pode ser um desafio.

- **Autonomia e supervisão humana:** O equilíbrio entre a autonomia dos sistemas de IA e a supervisão humana é essencial para garantir a responsabilização. São necessárias diretrizes claras para definir os papéis e as responsabilidades dos sistemas de IA e dos operadores humanos.

Abordagens para garantir a responsabilização

- **Normas regulamentares:** O desenvolvimento e a implementação de normas e diretrizes regulamentares para o desenvolvimento, teste e implementação de sistemas de IA nos cuidados de saúde podem ajudar a garantir a responsabilização.

- **Documentação e auditoria:** A manutenção de uma documentação completa dos processos de desenvolvimento do sistema de IA, da lógica de tomada de decisões e das métricas de desempenho pode facilitar a responsabilização e a auditoria.

- **Desenvolvimento ético da IA:** A promoção de práticas éticas de desenvolvimento da IA, incluindo testes rigorosos, validação e monitorização contínua, ajuda a garantir que os sistemas de IA funcionam de forma segura e responsável.

Direcções futuras

Os esforços futuros centrar-se-ão no estabelecimento de quadros jurídicos e regulamentares claros para a IA nos cuidados de saúde, no desenvolvimento de normas do sector para a responsabilização e a prestação de contas e na promoção da colaboração entre peritos jurídicos, criadores de IA e prestadores de cuidados de saúde para enfrentar estes desafios.

5.4 Consentimento e autonomia do doente

Respeitar a autonomia dos doentes

A autonomia dos doentes é um princípio ético fundamental nos cuidados de saúde, que sublinha a importância do consentimento informado e do respeito pelos direitos dos doentes a tomarem decisões sobre os seus cuidados. Os sistemas de IA devem ser concebidos e implementados de forma a respeitar a autonomia dos doentes.

Desafios para garantir o consentimento informado

- **Complexidade dos sistemas de IA:** A complexidade dos sistemas de IA pode fazer com que seja difícil para os doentes compreenderem a forma como os seus dados são utilizados e como são tomadas as decisões baseadas em IA, complicando o processo de consentimento informado.

- **Transparência e comunicação:** Garantir a transparência e a comunicação efectiva sobre a utilização da IA nos cuidados de saúde é essencial para obter um consentimento informado. Os doentes precisam de informações claras e acessíveis sobre os benefícios, os riscos e as limitações dos sistemas de IA.

- **Consentimento dinâmico e contínuo:** Os sistemas de IA podem utilizar os dados dos doentes de forma contínua e dinâmica, exigindo um modelo de consentimento que seja contínuo e adaptável e não um evento único.

Estratégias para garantir o consentimento e a autonomia dos doentes

- **Comunicação clara:** Fornecer aos doentes informações claras, concisas e compreensíveis sobre os sistemas de IA, a sua utilização e o seu impacto nos cuidados de saúde ajuda a garantir um consentimento informado.

- **Processos de consentimento interactivos:** A implementação de processos de consentimento interactivos e contínuos, em que os doentes podem fazer perguntas e receber actualizações sobre a utilização dos seus dados, ajuda a manter a confiança e o respeito pela autonomia.

- **Conceção da IA centrada no doente:** A conceção de sistemas de IA centrados no doente garante que os seus valores, preferências e direitos são tidos em conta nos processos de tomada de decisão.

Direcções futuras

A investigação e o desenvolvimento futuros centrar-se-ão na criação de modelos de consentimento dinâmico e contínuo, no reforço da transparência e da comunicação sobre a IA nos cuidados de saúde e na promoção da participação dos doentes na conceção e implementação de sistemas de IA. Assegurar que os sistemas de IA defendem a autonomia dos doentes e o respeito pelos direitos individuais será um objetivo central do desenvolvimento ético da IA.

As considerações e os desafios éticos fazem parte integrante do desenvolvimento e da implementação da IA nos cuidados de saúde. Garantir a privacidade e a segurança dos dados, abordar a parcialidade e a equidade, estabelecer a responsabilidade e a responsabilização e defender o consentimento e a autonomia dos doentes são factores críticos para a implementação ética da IA. À medida que as tecnologias de IA continuam a avançar, os esforços contínuos para enfrentar estes desafios éticos serão essenciais para concretizar todo o potencial da IA na melhoria dos resultados dos cuidados de saúde e na melhoria dos cuidados prestados aos doentes.

Capítulo 6: O futuro da IA nos cuidados de saúde

6.1 Tendências emergentes nos cuidados de saúde com IA

Expansão das aplicações de IA

À medida que as tecnologias de IA continuam a evoluir, as suas aplicações nos cuidados de saúde estão a expandir-se rapidamente. As tendências emergentes incluem o desenvolvimento de ferramentas de diagnóstico mais avançadas, planos de tratamento personalizados e análises preditivas que podem antecipar problemas de saúde antes de estes surgirem.

Principais tendências emergentes

- **Análise preditiva:** A IA está a ser cada vez mais utilizada para prever os resultados dos doentes, identificar doentes de alto risco e prevenir doenças. Os modelos preditivos podem analisar grandes quantidades de dados para prever a probabilidade de doenças como as doenças cardíacas, a diabetes e o cancro.

- **IA na Genómica:** Os avanços na IA estão a revolucionar a genómica, permitindo uma análise mais rápida e precisa dos dados genéticos. Isto está a conduzir a avanços na compreensão das doenças genéticas, no desenvolvimento de terapias direcionadas e na personalização de tratamentos médicos com base no perfil genético de um indivíduo.

- **Descoberta de medicamentos com base na IA:** A IA está a simplificar o processo de descoberta de medicamentos, identificando potenciais candidatos a medicamentos, prevendo a sua eficácia e reduzindo o tempo e o custo associados à introdução de novos medicamentos no mercado. Os algoritmos de aprendizagem automática podem analisar dados biológicos para encontrar novos alvos terapêuticos e otimizar as formulações de medicamentos.

Inovações tecnológicas

- **Aprendizagem profunda:** As técnicas de aprendizagem profunda, como as redes neurais convolucionais (CNN) e as redes neurais recorrentes (RNN), estão a impulsionar avanços na análise de imagens médicas, no processamento de linguagem natural e na modelação preditiva. Estas tecnologias estão a melhorar a precisão e a eficiência dos sistemas de IA nos cuidados de saúde.

- **IA de ponta:** A integração da IA na ponta, como nos dispositivos portáteis e nos diagnósticos no local de prestação de cuidados, está a permitir a análise de dados e a tomada de decisões em tempo real. A IA de ponta reduz a dependência da computação em nuvem e melhora a capacidade de resposta das aplicações de cuidados de saúde.

- **IA explicável (XAI):** À medida que os sistemas de IA se tornam mais complexos, a necessidade de uma IA explicável está a aumentar. A XAI visa tornar os processos de tomada de decisão da IA transparentes e compreensíveis para os utilizadores, garantindo que os profissionais de saúde possam confiar e utilizar eficazmente as ferramentas de IA.

6.2 Integração da IA nos fluxos de trabalho clínicos

Melhorar a tomada de decisões clínicas

A integração da IA nos fluxos de trabalho clínicos pode melhorar a tomada de decisões, melhorar os resultados para os doentes e simplificar as operações. Uma integração bem-sucedida requer a colaboração entre os programadores de IA, os prestadores de cuidados de saúde e o pessoal clínico para garantir que as ferramentas de IA são fáceis de utilizar, fiáveis e estão alinhadas com as necessidades clínicas.

Passos para uma integração bem sucedida

- **Avaliação das necessidades:** Realizar uma avaliação completa das necessidades para identificar as áreas em que a IA pode fornecer o maior valor. Isto implica compreender os fluxos de trabalho clínicos, os pontos problemáticos e os requisitos específicos dos prestadores de cuidados de saúde.

- **Programas-piloto:** Implementação de programas-piloto para testar ferramentas de IA em contextos do mundo real. Os programas-piloto permitem a avaliação do desempenho, da usabilidade e do impacto dos sistemas de IA nos fluxos de trabalho clínicos.

- **Formação e educação:** Fornecer formação e educação abrangentes aos prestadores de cuidados de saúde para garantir que se sentem confortáveis a utilizar as ferramentas de IA. Isto inclui compreender as capacidades e limitações da IA e saber como interpretar as informações baseadas em IA.

Benefícios da integração

- **Eficiência melhorada:** A IA pode automatizar tarefas de rotina, como a introdução de dados, a marcação de consultas e os processos administrativos, libertando os prestadores de cuidados de saúde para se concentrarem nos cuidados aos doentes.

- **Maior precisão:** As ferramentas de diagnóstico baseadas em IA podem ajudar a identificar condições que podem passar despercebidas aos médicos humanos, melhorando a precisão do diagnóstico e reduzindo os erros.

- **Cuidados personalizados:** A IA pode analisar os dados dos pacientes para fornecer recomendações de tratamento personalizadas, ajudando os médicos a adaptar os cuidados às necessidades individuais dos pacientes.

Desafios e soluções

- **Resistência à mudança:** A resistência à adoção de novas tecnologias é um desafio comum. Envolver os prestadores de cuidados de saúde no processo de desenvolvimento e implementação, abordar as preocupações e demonstrar os benefícios da IA pode ajudar a ultrapassar a resistência.

- **Interoperabilidade:** Garantir que os sistemas de IA são interoperáveis com os registos de saúde electrónicos (RSE) existentes e outros sistemas informáticos de cuidados de saúde é fundamental para uma integração perfeita. O desenvolvimento de normas e diretrizes para a interoperabilidade pode facilitar este processo.

- **Considerações éticas e jurídicas:** A abordagem de questões éticas e legais, como a privacidade dos dados, o consentimento e a responsabilidade, é essencial para o sucesso da implementação da IA em ambientes clínicos. A colaboração com especialistas legais e éticos pode ajudar a enfrentar esses desafios.

6.3 IA na saúde mundial

Abordar as disparidades no domínio da saúde

A IA tem potencial para resolver as disparidades na saúde e melhorar o acesso a cuidados de saúde de qualidade em regiões mal servidas. Ao tirar partido da IA, as iniciativas de saúde global podem melhorar a vigilância das doenças, fornecer diagnósticos à distância e apoiar intervenções de saúde pública.

Aplicações na saúde mundial

- **Telemedicina e diagnósticos à distância:** As plataformas de telemedicina alimentadas por IA podem fornecer consultas e diagnósticos remotos a pacientes em áreas remotas ou mal servidas, reduzindo a necessidade de deslocações e aumentando o acesso aos serviços de saúde.

- **Vigilância de doenças:** A IA pode analisar dados de várias fontes, como as redes sociais, registos de saúde electrónicos e sensores ambientais, para detetar e prever surtos de doenças. Isto permite respostas e intervenções atempadas no domínio da saúde pública.

- **Atribuição de recursos:** A IA pode otimizar a atribuição de recursos limitados de cuidados de saúde, como material médico, vacinas e pessoal de saúde, garantindo que são distribuídos onde são mais necessários.

Desafios na implementação da IA na saúde mundial

- **Limitações em termos de infra-estruturas:** Muitas regiões mal servidas não dispõem das infra-estruturas necessárias, tais como acesso fiável à Internet e instalações de cuidados de saúde, para apoiar as tecnologias de IA. A resolução destas lacunas de infra-estruturas é essencial para a implantação efectiva da IA na saúde mundial.

- **Barreiras culturais e linguísticas:** Os sistemas de IA devem ser adaptados cultural e linguisticamente para serem eficazes em diversos contextos globais. É crucial desenvolver ferramentas de IA que sejam sensíveis às línguas, culturas e práticas de cuidados de saúde locais.

- **Privacidade dos dados e ética:** Garantir a privacidade dos dados e a utilização ética da IA na saúde global é um desafio significativo. O estabelecimento de quadros sólidos de governação de dados e de orientações éticas pode ajudar a resolver estas preocupações.

Direcções futuras

Os esforços futuros centrar-se-ão na expansão da investigação e do desenvolvimento da IA para enfrentar os desafios da saúde mundial, fomentando colaborações internacionais e promovendo a distribuição equitativa das tecnologias de IA. Inovações como ferramentas de diagnóstico de baixo custo, aplicações de saúde móveis e iniciativas de saúde pública impulsionadas pela IA desempenharão um papel fundamental na promoção da saúde mundial.

6.4 O papel da IA na saúde pública

Transformar as iniciativas de saúde pública

A IA está preparada para transformar a saúde pública, melhorando a prevenção de doenças, a promoção da saúde e a gestão da saúde da população. Os conhecimentos baseados em IA podem informar as políticas de saúde pública, identificar ameaças emergentes para a saúde e apoiar intervenções direcionadas.

Principais aplicações na saúde pública

- **Epidemiologia:** A IA pode analisar dados epidemiológicos para identificar tendências, acompanhar a propagação de doenças e prever futuros surtos. Isto permite às autoridades de saúde pública implementar intervenções atempadas e eficazes.

- **Promoção da saúde:** A IA pode apoiar os esforços de promoção da saúde através da análise de dados sobre comportamentos de saúde, determinantes sociais da saúde e factores ambientais. Esta informação pode ser utilizada para conceber campanhas e iniciativas de promoção da saúde direcionadas.

- **Gestão da saúde da população:** A IA pode analisar os dados de saúde da população para identificar grupos de alto risco, prever resultados de saúde e afetar recursos de forma eficaz. Isto ajuda a gerir as doenças crónicas, a reduzir as disparidades na saúde e a melhorar a saúde geral da população.

Desafios e soluções

- **Qualidade e disponibilidade dos dados:** Garantir a disponibilidade e a qualidade dos dados para a análise da IA é um desafio significativo na saúde pública. O desenvolvimento de métodos normalizados de recolha de dados e a melhoria das práticas de partilha de dados podem aumentar a eficácia da IA na saúde pública.

- **Colaboração interdisciplinar:** As iniciativas de IA no domínio da saúde pública exigem a colaboração entre peritos em IA, profissionais de saúde pública, decisores políticos e partes interessadas da comunidade. A promoção da colaboração interdisciplinar pode garantir que as ferramentas de IA estão alinhadas com os objectivos de saúde pública.

- **Considerações éticas:** A abordagem de considerações éticas, como a privacidade dos dados, o consentimento informado e o acesso equitativo às ferramentas de IA, é crucial para a utilização responsável da IA na saúde pública. O desenvolvimento de diretrizes e quadros éticos pode ajudar a enfrentar estes desafios.

Direcções futuras

Os esforços futuros centrar-se-ão na utilização da IA para melhorar a vigilância da saúde pública, melhorar as estratégias de promoção da saúde e apoiar a gestão da saúde da população. As inovações no domínio da epidemiologia orientada para a IA, da análise dos comportamentos de saúde e da modelação preditiva desempenharão um papel fundamental no avanço das iniciativas de saúde pública e na melhoria dos resultados em matéria de saúde.

6.5 O caminho a seguir: Desafios e oportunidades

Navegar nos desafios

A integração da IA nos cuidados de saúde apresenta vários desafios, incluindo questões técnicas, éticas, regulamentares e práticas. A resposta a estes desafios exige uma abordagem colaborativa e multidisciplinar.

Principais desafios

- **Limitações técnicas:** Os sistemas de IA têm de ser robustos, fiáveis e capazes de tratar dados de cuidados de saúde diversos e complexos. A investigação e o desenvolvimento contínuos são necessários para ultrapassar as limitações técnicas e melhorar o desempenho das ferramentas de IA.

- **Questões éticas e jurídicas:** É fundamental garantir que os sistemas de IA são desenvolvidos e implementados de forma ética, respeitando a privacidade, o consentimento e a justiça dos doentes. O desenvolvimento de diretrizes éticas e de quadros jurídicos abrangentes pode ajudar a resolver estas questões.

- **Integração e interoperabilidade:** Integrar os sistemas de IA nas infraestruturas de cuidados de saúde existentes e garantir a interoperabilidade com outros sistemas informáticos de cuidados de saúde é essencial para uma implantação sem descontinuidades. O desenvolvimento de normas e diretrizes para a integração pode facilitar este processo.

Oportunidades de progressão

- **Inovação e investigação:** A inovação e a investigação contínuas em tecnologias de IA impulsionarão os avanços nos cuidados de saúde. A exploração de novas aplicações de IA, a melhoria dos algoritmos existentes e o desenvolvimento de novas ferramentas de IA melhorarão a prestação de cuidados de saúde e os resultados para os doentes.

- **Colaboração e parcerias:** A colaboração entre os criadores de IA, os prestadores de cuidados de saúde, os decisores políticos e outras partes interessadas é essencial para o êxito da implementação da IA nos cuidados de saúde. A criação de parcerias fortes pode facilitar a partilha de conhecimentos, a partilha de recursos e os esforços coordenados.

- **Educação e formação:** Proporcionar educação e formação aos profissionais de saúde sobre a utilização de ferramentas de IA é crucial para uma adoção eficaz. O desenvolvimento de currículos, programas de formação e recursos pode garantir que os prestadores de cuidados de saúde estão equipados para tirar partido da IA na sua prática.

Direcções futuras

O futuro da IA nos cuidados de saúde é promissor, com inúmeras oportunidades para melhorar os cuidados prestados aos doentes, melhorar os resultados em termos de saúde e transformar a prestação de cuidados de saúde. As principais áreas de incidência incluirão o avanço da investigação em IA, a promoção da colaboração interdisciplinar, a abordagem dos desafios éticos e regulamentares e a promoção da educação e da formação. Ao enfrentar estes desafios e aproveitar as oportunidades, a IA tem o potencial de revolucionar os cuidados de saúde e contribuir para um futuro mais saudável para todos.

O futuro da IA nos cuidados de saúde é brilhante, com tendências emergentes, inovações tecnológicas e aplicações em expansão preparadas para transformar os cuidados aos doentes, a saúde pública e a saúde global. Endereço

Capítulo 7: Estudos de caso em cuidados de saúde com IA

7.1 Estudo de caso: IA na imagiologia médica

Antecedentes

A imagiologia médica é uma componente crítica dos cuidados de saúde modernos, utilizada para diagnosticar uma vasta gama de doenças, desde fracturas a cancros. A IA melhorou significativamente as capacidades da imagiologia médica, melhorando a precisão, a velocidade e a confiança no diagnóstico.

Implementação

- **Radiologia:** Os hospitais implementaram ferramentas baseadas em IA para ajudar os radiologistas a interpretar estudos imagiológicos, como radiografias, tomografias computorizadas e ressonâncias magnéticas. Por exemplo, os algoritmos de IA podem identificar anomalias como tumores, fracturas e lesões com elevada precisão.

- **Patologia:** As aplicações de IA em patologia digital envolvem a análise de imagens histopatológicas para detetar células cancerosas, classificar tumores e prever os resultados dos doentes. Estas ferramentas ajudam os patologistas a efetuar diagnósticos mais rápidos e mais precisos.

Resultados

- **Precisão melhorada:** Os sistemas de IA demonstraram taxas de precisão que igualam ou até excedem as de radiologistas experientes, reduzindo a probabilidade de erros de diagnóstico.

- **Ganhos de eficiência:** A utilização da IA simplificou os processos de fluxo de trabalho, permitindo que os radiologistas e patologistas se concentrem em casos complexos enquanto as análises de rotina são tratadas pela IA.

- **Maior confiança no diagnóstico:** As ferramentas de IA fornecem uma segunda opinião, o que pode aumentar a confiança dos prestadores de cuidados de saúde nas suas decisões de diagnóstico.

Desafios

- **Qualidade dos dados:** Garantir a qualidade e a diversidade dos dados de formação é crucial para o desempenho dos modelos de IA na imagiologia médica.

- **Integração com o fluxo de trabalho clínico:** É necessária uma integração perfeita das ferramentas de IA nos fluxos de trabalho clínicos existentes para maximizar a sua utilidade sem causar interrupções.

- **Aprovação regulamentar:** A obtenção de aprovação regulamentar para ferramentas de IA na imagiologia médica exige uma validação rigorosa e a demonstração de segurança e eficácia.

Direcções futuras

- **Técnicas avançadas de imagiologia:** Os futuros desenvolvimentos podem incluir a integração da IA com técnicas avançadas de imagiologia, como a ressonância magnética funcional e os exames PET, para fornecer informações de diagnóstico ainda mais pormenorizadas.

- **Diagnóstico personalizado:** A IA pode ajudar a adaptar os protocolos de imagiologia e a interpretação com base nas caraterísticas individuais do paciente, conduzindo a diagnósticos e planos de tratamento personalizados.

7.2 Caso de estudo: IA na análise preditiva para a gestão de doenças crónicas

Antecedentes

As doenças crónicas, como a diabetes, as doenças cardíacas e a hipertensão, são os principais contribuintes para os custos dos cuidados de saúde e para a morbilidade dos doentes. A análise preditiva alimentada por IA oferece o potencial para identificar pacientes de alto risco e intervir precocemente para evitar a progressão da doença.

Implementação

- **Gestão da diabetes:** Os algoritmos de IA analisam dados de registos de saúde electrónicos (EHRs), dispositivos portáteis e auto-relatos de pacientes para prever os níveis de glicose no sangue e recomendar ajustes na dieta, exercício e medicação.

- **Previsão do risco cardiovascular:** Os modelos de IA utilizam dados de EHRs, informações genéticas e factores de estilo de vida para prever o risco de eventos cardiovasculares, como ataques cardíacos e AVCs. Estas previsões informam estratégias de prevenção personalizadas.

Resultados

- **Intervenção precoce:** A análise preditiva permite que os prestadores de cuidados de saúde identifiquem os doentes com elevado risco de desenvolver doenças crónicas e implementem medidas preventivas antes do início da doença.

- **Cuidados personalizados:** As informações baseadas em IA apoiam o desenvolvimento de planos de cuidados personalizados adaptados às necessidades individuais dos pacientes, melhorando a adesão e os resultados.

- **Poupança de custos:** Ao prevenir a progressão da doença e reduzir os internamentos, a análise preditiva pode conduzir a poupanças de custos significativas para os sistemas de saúde.

Desafios

- **Integração de dados:** A integração de dados de várias fontes, incluindo EHRs, wearables e resultados relatados pelo paciente, é necessária para previsões precisas.

- **Envolvimento do paciente:** Garantir que os pacientes estão envolvidos e cumprem as recomendações baseadas em IA é fundamental para o sucesso dos programas de gestão de doenças crónicas.

- **Preocupações com a privacidade:** A proteção da privacidade dos doentes e a segurança dos dados de saúde sensíveis são fundamentais quando se implementa a IA na gestão de doenças crónicas.

Direcções futuras

- **Análise em tempo real:** Os avanços na IA permitirão a análise preditiva em tempo real, permitindo ajustes imediatos aos planos de cuidados com base nos dados actuais dos doentes.

- **Integração com monitorização remota:** A combinação da análise preditiva com tecnologias de monitorização remota aumentará a capacidade de gerir doenças crónicas fora dos contextos tradicionais de cuidados de saúde.

- **Percepções comportamentais:** A IA pode fornecer informações sobre o comportamento do paciente e os factores do seu estilo de vida, informando intervenções mais eficazes para a gestão de doenças crónicas.

7.3 Estudo de caso: IA na medicina personalizada

Antecedentes

A medicina personalizada tem como objetivo adaptar o tratamento médico às caraterísticas individuais de cada paciente. A IA está a impulsionar os avanços na medicina personalizada, analisando grandes conjuntos de dados para identificar os tratamentos mais eficazes para populações específicas de doentes.

Implementação

- **Tratamento do cancro:** Os algoritmos de IA analisam dados genéticos, moleculares e clínicos para identificar as melhores opções de tratamento para os doentes com cancro. Isto inclui a seleção de terapias direcionadas e a previsão de respostas à imunoterapia.

- **Farmacogenómica:** As ferramentas de IA analisam a informação genética para prever a forma como os doentes responderão a diferentes medicamentos, permitindo a seleção de medicamentos com maior probabilidade de serem eficazes e com menos efeitos secundários.

Resultados

- **Resultados de tratamento melhorados:** Os planos de tratamento personalizados baseados em conhecimentos de IA conduziram a melhores resultados, incluindo taxas de resposta mais elevadas e menos efeitos adversos.

- **Seleção optimizada de medicamentos:** A farmacogenómica orientada por IA ajuda os prestadores de cuidados de saúde a escolher os medicamentos certos para os pacientes, reduzindo a prescrição por tentativa e erro e melhorando a segurança do paciente.

- **Investigação melhorada:** A IA acelera a investigação em medicina personalizada através da identificação de novos biomarcadores e alvos terapêuticos, contribuindo para o desenvolvimento de tratamentos inovadores.

Desafios

- **Complexidade dos dados:** A complexidade e a heterogeneidade dos dados utilizados na medicina personalizada exigem modelos de IA sofisticados e recursos computacionais significativos.

- **Adoção clínica:** Incentivar os prestadores de cuidados de saúde a adoptarem abordagens de medicina personalizada orientadas para a IA requer a demonstração de benefícios claros e a disponibilização de formação adequada.

- **Obstáculos regulamentares:** As abordagens de medicina personalizada que envolvem IA têm de percorrer as vias regulamentares para garantir a segurança e a eficácia, o que pode ser moroso e complexo.

Direcções futuras

- **Integração com ensaios clínicos:** A IA desempenhará um papel fundamental na conceção e realização de ensaios clínicos para tratamentos personalizados, incluindo concepções de ensaios adaptativos que respondem a resultados provisórios.

- **Bases de dados genéticas alargadas:** O aumento da dimensão e da diversidade das bases de dados genéticas melhorará a capacidade da IA para fornecer recomendações de tratamento personalizadas a diversas populações.

- **Modelos centrados no doente:** O desenvolvimento de modelos de IA que incorporem as preferências e os valores dos doentes irá personalizar ainda mais os cuidados e melhorar a satisfação dos doentes.

7.4 Estudo de caso: IA na saúde mental

Antecedentes

Os distúrbios de saúde mental, como a depressão, a ansiedade e a esquizofrenia, são prevalentes e frequentemente subdiagnosticados e subtratados. A IA tem o potencial de transformar os cuidados de saúde mental, melhorando o diagnóstico, a monitorização e o tratamento personalizado.

Implementação

- **Deteção precoce:** As ferramentas alimentadas por IA analisam padrões de discurso, atividade nas redes sociais e registos de saúde electrónicos para identificar sinais precoces de perturbações de saúde mental. Estas ferramentas podem sinalizar os indivíduos em risco e solicitar uma intervenção precoce.

- **Intervenções terapêuticas:** As plataformas orientadas para a IA fornecem intervenções terapêuticas personalizadas, como a terapia cognitivo-comportamental (TCC) fornecida através de chatbots ou ambientes de realidade virtual.

- **Monitorização remota:** Os sistemas de IA monitorizam o estado de saúde mental dos doentes através de dispositivos portáteis e aplicações móveis, fornecendo feedback em tempo real aos prestadores de cuidados de saúde e aos doentes.

Resultados

- **Diagnóstico atempado:** As ferramentas de IA permitem a deteção precoce de perturbações de saúde mental, conduzindo a um diagnóstico e intervenção atempados, o que pode melhorar os resultados.

- **Acessibilidade:** As intervenções terapêuticas baseadas na IA aumentam o acesso aos cuidados de saúde mental, especialmente em zonas mal servidas ou para indivíduos que possam ter relutância em procurar a terapia tradicional.

- **Monitorização contínua:** A monitorização contínua e o feedback em tempo real ajudam os doentes a gerir a sua saúde mental de forma mais eficaz e a reduzir o risco de recaída.

Desafios

- **Estigma:** Ultrapassar o estigma associado às perturbações de saúde mental é essencial para incentivar a utilização de ferramentas de IA nos cuidados de saúde mental.

- **Sensibilidade dos dados:** Garantir a privacidade e a segurança dos dados sensíveis relativos à saúde mental é crucial para manter a confiança e a conformidade dos pacientes.

- **Exatidão e validação:** A validação da exatidão e da eficácia das ferramentas de IA no diagnóstico e tratamento de perturbações de saúde mental é necessária para obter aceitação na prática clínica.

Direcções futuras

- **Integração com a terapia tradicional:** A combinação de intervenções baseadas em IA com a terapia tradicional presencial pode aumentar a eficácia global dos cuidados de saúde mental.

- **Cuidados de saúde mental personalizados:** A IA continuará a fazer avançar os cuidados de saúde mental personalizados, adaptando as intervenções às necessidades e preferências individuais dos doentes.

- **Alcance global:** A IA tem potencial para enfrentar os desafios globais da saúde mental, fornecendo soluções escaláveis e económicas que podem chegar a populações carenciadas em todo o mundo.

Estes estudos de caso ilustram o potencial transformador da IA em vários aspectos dos cuidados de saúde, desde a imagiologia médica e a gestão de doenças crónicas até à medicina personalizada e à saúde mental. Ao enfrentar os desafios e aproveitar as oportunidades apresentadas pela IA, os sistemas de saúde podem melhorar os resultados dos pacientes, aumentar a eficiência e prestar cuidados mais personalizados e acessíveis.

Capítulo 8: Estratégias de implementação da IA nos cuidados de saúde

8.1 Planeamento estratégico e roteiro

Desenvolver uma visão

A implementação bem sucedida da IA nos cuidados de saúde requer uma visão clara que se alinhe com os objectivos da organização. Esta visão deve centrar-se na melhoria dos resultados dos doentes, no aumento da eficiência operacional e na promoção da inovação.

Principais etapas do planeamento estratégico

- **Avaliação das necessidades:** Efetuar uma avaliação abrangente para identificar as áreas específicas em que a IA pode acrescentar valor. Isto envolve a análise de fluxos de trabalho clínicos, a identificação de pontos problemáticos e a compreensão das necessidades dos prestadores de cuidados de saúde e dos doentes.

- **Definição de objectivos:** Definir objectivos claros e mensuráveis para a implementação da IA. Os objectivos podem incluir a redução de erros de diagnóstico, a melhoria da satisfação dos doentes ou o aumento da eficiência operacional.

- **Envolvimento das partes interessadas:** Envolver as principais partes interessadas, incluindo prestadores de cuidados de saúde, administradores, profissionais de TI e doentes, no processo de planeamento. O seu contributo é crucial para compreender as necessidades, abordar as preocupações e garantir a adesão.

- **Atribuição de recursos:** Atribuir recursos, incluindo orçamento, pessoal e tecnologia, para apoiar as iniciativas de IA. Isto envolve a garantia de financiamento, a contratação de profissionais qualificados e o investimento nas infra-estruturas necessárias.

Criar um roteiro

Um roteiro fornece um guia passo-a-passo para a implementação da IA, delineando as principais etapas, prazos e responsabilidades.

- **Abordagem faseada:** Implementar projectos de IA em fases, começando com programas-piloto para testar e aperfeiçoar as ferramentas de IA em contextos reais antes de aumentar a escala.

- **Marcos e cronogramas:** Definir marcos e calendários específicos para cada fase do processo de implementação, assegurando que os progressos podem ser acompanhados e que podem ser feitos ajustamentos quando necessário.

- **Avaliação contínua:** Estabelecer mecanismos de avaliação e feedback contínuos, permitindo melhorias e adaptações iterativas com base em experiências do mundo real.

8.2 Criação de uma equipa multidisciplinar

Reunir a equipa certa

A implementação bem sucedida da IA nos cuidados de saúde exige uma equipa multidisciplinar com diversas competências e conhecimentos especializados.

Principais funções e responsabilidades

- **Especialistas em IA:** Cientistas de dados, engenheiros de aprendizagem automática e investigadores de IA que desenvolvem e aperfeiçoam algoritmos e modelos de IA.

- **Profissionais de saúde:** Clínicos, enfermeiros e peritos médicos que fornecem conhecimentos específicos do domínio e asseguram que as ferramentas de IA são clinicamente relevantes e práticas.

- **TI e gestão de dados:** Profissionais de TI e gestores de dados que tratam da integração de dados, armazenamento, segurança e interoperabilidade de sistemas.

- **Gestores de projeto:** Gestores de projectos que supervisionam o processo de implementação, coordenam entre diferentes equipas e asseguram que os projectos se mantêm no caminho certo.

- **Eticistas e peritos jurídicos:** Eticistas e juristas que abordam considerações éticas e jurídicas, assegurando o cumprimento dos regulamentos e das diretrizes éticas.

Promover a colaboração

- **Comunicação Interdisciplinar:** Promover a comunicação e a colaboração regulares entre os membros da equipa de diferentes disciplinas para fomentar uma compreensão partilhada e garantir que todas as perspectivas são consideradas.

- **Formação e educação:** Fornecer formação e educação contínuas aos membros da equipa para os manter actualizados sobre os últimos desenvolvimentos em IA e cuidados de saúde.

- **Metas partilhadas:** Estabelecer metas e objectivos partilhados que se alinhem com a visão da organização, promovendo um sentido de propósito comum e colaboração.

8.3 Gestão e integração de dados

Recolha e qualidade dos dados

Dados de elevada qualidade são essenciais para o sucesso das iniciativas de IA nos cuidados de saúde.

Estratégias de recolha de dados e qualidade

- **Recolha de dados normalizada:** Implementar métodos normalizados de recolha de dados para garantir a consistência e a exatidão das diferentes fontes.

- **Limpeza e pré-processamento de dados:** Desenvolver protocolos sólidos de limpeza e pré-processamento de dados para resolver problemas como dados em falta, erros e inconsistências.

- **Anotação de dados:** Investir na anotação e rotulagem de dados para criar conjuntos de dados de treino de alta qualidade para algoritmos de IA, especialmente em áreas como a imagiologia médica e o processamento de linguagem natural.

Integração com sistemas existentes

A integração de ferramentas de IA com os sistemas informáticos de cuidados de saúde existentes, como os registos de saúde electrónicos (EHR), é crucial para um funcionamento e um fluxo de dados perfeitos.

Principais considerações sobre a integração

- **Normas de interoperabilidade:** Aderir a normas de interoperabilidade, como a HL7 e a FHIR, para garantir que os sistemas de IA podem comunicar eficazmente com outros sistemas informáticos de cuidados de saúde.

- **APIs e middleware:** Utilizar interfaces de programação de aplicações (API) e soluções de middleware para facilitar o intercâmbio de dados e a integração entre diferentes sistemas.

- **Escalabilidade:** Conceber soluções de integração que sejam escaláveis e possam acomodar o crescimento futuro e a adição de novas ferramentas e tecnologias de IA.

Privacidade e segurança dos dados

Garantir a privacidade e a segurança dos dados é fundamental quando se implementa a IA nos cuidados de saúde.

Melhores práticas de privacidade e segurança de dados

- **Encriptação:** Implementar métodos de encriptação fortes para armazenamento e transmissão de dados para proteger as informações sensíveis dos doentes.

- **Controlos de acesso:** Estabelecer controlos de acesso e mecanismos de autenticação rigorosos para garantir que apenas o pessoal autorizado pode aceder aos dados dos doentes.

- **Conformidade com os regulamentos:** Assegurar a conformidade com os regulamentos de privacidade de dados, como a HIPAA e o RGPD, para proteger a privacidade dos pacientes e evitar problemas legais.

8.4 Formação e educação dos prestadores de cuidados de saúde

Importância da formação e da educação

Proporcionar aos prestadores de cuidados de saúde a formação e o ensino necessários é crucial para o êxito da adoção de ferramentas de IA.

Componentes-chave dos programas de formação

- **Formação técnica:** Educar os prestadores de cuidados de saúde sobre os aspectos técnicos das ferramentas de IA, incluindo a forma de as utilizar eficazmente e de interpretar as informações geradas pela IA.

- **Integração clínica:** Formar os prestadores de serviços sobre como integrar as ferramentas de IA nos fluxos de trabalho clínicos, garantindo que melhoram e não perturbam os cuidados de saúde dos doentes.

- **Considerações éticas e legais:** Fornecer formação sobre as implicações éticas e legais da utilização da IA nos cuidados de saúde, incluindo questões relacionadas com a privacidade dos dados, o consentimento e o preconceito.

Métodos de formação e educação

- **Workshops e seminários:** Organizar workshops e seminários para proporcionar formação prática e experiências de aprendizagem interactivas.

- **Cursos e webinars em linha:** Oferecer cursos e webinars em linha para proporcionar opções de formação flexíveis e acessíveis aos prestadores de cuidados de saúde.

- **Simulação e prática:** Utilizar sessões de simulação e prática para permitir que os prestadores de cuidados de saúde ganhem experiência e confiança na utilização de ferramentas de IA num ambiente controlado.

8.5 Acompanhamento e avaliação

Acompanhamento e avaliação contínuos

O acompanhamento e a avaliação contínuos são essenciais para garantir que as ferramentas de IA estão a funcionar como esperado e a produzir os resultados desejados.

Principais parâmetros de avaliação

- **Resultados clínicos:** Monitorizar os resultados clínicos para avaliar o impacto das ferramentas de IA no tratamento dos doentes, incluindo a precisão, a eficiência e a satisfação dos doentes.

- **Eficiência operacional:** Avaliar o impacto das ferramentas de IA na eficiência operacional, incluindo melhorias no fluxo de trabalho, redução de custos e utilização de recursos.

- **Feedback do utilizador:** Recolher feedback dos prestadores de cuidados de saúde e dos doentes para identificar áreas de melhoria e garantir que as ferramentas de IA estão a satisfazer as suas necessidades.

Métodos de controlo e avaliação

- **Análise de dados:** Utilize a análise de dados para acompanhar e analisar as principais métricas de desempenho, fornecendo informações sobre a eficácia das ferramentas de IA.

- **Auditorias regulares:** Efetuar auditorias regulares para garantir o cumprimento das normas éticas e regulamentares e identificar eventuais problemas.

- **Melhorias iterativas:** Implementar um processo de melhorias iterativas, permitindo o aperfeiçoamento e a otimização contínuos das ferramentas de IA com base nos resultados da avaliação.

8.6 Estudos de casos de implementação bem sucedida

Estudo de caso 1: IA em radiologia

- **Implementação:** Um grande hospital implementou uma ferramenta de radiologia alimentada por IA para ajudar os radiologistas na interpretação de estudos imagiológicos. A ferramenta foi integrada no PACS (Sistema de Arquivamento e Comunicação de Imagens) existente e foi submetida a testes e validação exaustivos.

- **Resultados:** A ferramenta de IA melhorou a precisão do diagnóstico, reduziu os tempos de leitura e aumentou a eficiência do fluxo de trabalho. Os radiologistas relataram grande satisfação com a ferramenta, observando que ela forneceu um valioso suporte à decisão.

- **Desafios e soluções:** A resistência inicial dos radiologistas foi resolvida através de uma formação abrangente e da demonstração das vantagens da ferramenta. Os desafios da integração de dados foram ultrapassados trabalhando em estreita colaboração com os profissionais de TI para garantir uma integração perfeita com o PACS.

Estudo de caso 2: IA na gestão de doenças crónicas

- **Implementação:** Um prestador de cuidados de saúde implementou uma ferramenta de análise preditiva baseada em IA para gerir pacientes com diabetes. A ferramenta analisou dados de EHR para prever os níveis de glicose no sangue e recomendar ajustes de tratamento personalizados.

- **Resultados:** A ferramenta de IA permitiu a identificação precoce de doentes em risco de complicações, conduzindo a intervenções atempadas e a um melhor controlo glicémico. A satisfação dos doentes aumentou devido aos planos de cuidados personalizados e à gestão proactiva.

- **Desafios e soluções:** Os problemas de integração de dados foram resolvidos através da normalização dos métodos de recolha de dados e da garantia de compatibilidade com os sistemas de registo de dados electrónicos existentes. A formação e o apoio contínuos aos prestadores de cuidados de saúde ajudaram-nos a utilizar eficazmente a ferramenta e a integrá-la nos seus fluxos de trabalho.

A implementação bem sucedida da IA nos cuidados de saúde requer planeamento estratégico, colaboração multidisciplinar, gestão de dados sólida, formação abrangente e monitorização contínua. Ao abordar estes elementos-chave, as organizações de cuidados de saúde podem aproveitar o poder da IA para melhorar os resultados dos doentes, aumentar a eficiência operacional e impulsionar a inovação nos cuidados de saúde.

Capítulo 9: O futuro da IA nos cuidados de saúde

9.1 Recapitulação das transformações da IA nos cuidados de saúde

Avanços tecnológicos

A integração da IA nos cuidados de saúde revolucionou vários aspectos dos cuidados, diagnósticos e tratamentos dos doentes. Ao tirar partido do poder da aprendizagem automática, do processamento de linguagem natural e da análise avançada de dados, a IA melhorou a precisão e a eficiência das práticas médicas.

Melhores resultados para os doentes

A IA contribuiu significativamente para melhorar os resultados dos pacientes, fornecendo diagnósticos precisos, planos de tratamento personalizados e deteção precoce de doenças. Estes avanços conduziram a uma melhor gestão das doenças crónicas, à redução das readmissões hospitalares e ao aumento da satisfação dos pacientes.

Eficiência operacional

A IA simplificou as operações de cuidados de saúde, automatizando as tarefas administrativas, optimizando a atribuição de recursos e melhorando os fluxos de trabalho clínicos. Isto não só reduziu os custos, como também permitiu que os prestadores de cuidados de saúde se concentrassem mais nos cuidados aos doentes.

9.2 Tendências e inovações emergentes

Integração da IA com a IoT e os vestíveis

A combinação da IA com a Internet das Coisas (IoT) e os dispositivos portáteis está pronta para transformar ainda mais os cuidados de saúde. A monitorização contínua através de dispositivos portáteis fornece dados em tempo real, que os algoritmos de IA podem analisar para prever problemas de saúde e fornecer intervenções atempadas.

IA e telemedicina

A telemedicina ganhou proeminência, especialmente na sequência da pandemia de COVID-19. A IA melhora as plataformas de telemedicina, fornecendo assistentes de saúde virtuais, automatizando a triagem de pacientes e oferecendo apoio ao diagnóstico. Isto melhora o acesso aos cuidados e reduz a carga sobre as instalações de cuidados de saúde.

Genómica e medicina personalizada

A capacidade da IA para analisar grandes quantidades de dados genéticos está a impulsionar o campo da genómica e da medicina personalizada. A IA pode identificar mutações genéticas, prever a suscetibilidade a doenças e adaptar os tratamentos à composição genética de um indivíduo, conduzindo a terapias mais eficazes e direcionadas.

IA na saúde mental

A IA está a desempenhar um papel cada vez mais importante nos cuidados de saúde mental. As aplicações baseadas em IA podem monitorizar o humor, fornecer intervenções terapêuticas e prever crises de saúde mental. Estas ferramentas oferecem apoio aos indivíduos e podem complementar os serviços tradicionais de saúde mental.

9.3 Considerações éticas e regulamentares

Garantir uma utilização ética da IA

À medida que a IA continua a evoluir, é crucial abordar as considerações éticas. Isto inclui garantir a transparência nos processos de tomada de decisão da IA, evitar enviesamentos nos algoritmos de IA e manter a privacidade e a confidencialidade dos doentes.

Conformidade regulamentar

As aplicações de IA para os cuidados de saúde têm de cumprir as normas regulamentares para garantir a segurança e a eficácia. Organismos reguladores como a FDA e a EMA estão a desenvolver estruturas para avaliar e aprovar soluções de cuidados de saúde baseadas em IA. Manter-se em conformidade com esses regulamentos é essencial para ganhar confiança e adoção generalizada.

Privacidade e segurança dos dados

A proteção dos dados dos pacientes é fundamental. Como a IA se baseia em grandes conjuntos de dados, as organizações de saúde devem implementar medidas robustas de privacidade e segurança de dados. Isso inclui criptografia, controles de acesso e adesão a regulamentos como HIPAA e GDPR.

9.4 Desafios e oportunidades futuros

Desafios

- **Qualidade e integração dos dados:** Garantir dados padronizados e de alta qualidade continua sendo um desafio. A integração de dados de várias fontes, incluindo EHRs, wearables e resultados relatados pelo paciente, é essencial para uma análise precisa da IA.

- **Aceitação e adoção:** Incentivar a aceitação e a adoção generalizadas de ferramentas de IA entre os prestadores de cuidados de saúde e os doentes exige a demonstração de benefícios claros e a prestação de formação e apoio adequados.

- **Preconceito e equidade:** Para evitar disparidades nos cuidados de saúde, é fundamental abordar os preconceitos nos algoritmos de IA e garantir a equidade nas decisões de cuidados de saúde baseadas em IA.

Oportunidades

- **Avanços na investigação sobre IA:** Os avanços contínuos na investigação em IA conduzirão ao desenvolvimento de ferramentas de IA mais sofisticadas e precisas, melhorando ainda mais as suas capacidades nos cuidados de saúde.

- **Impacto na saúde mundial:** A IA tem potencial para enfrentar os desafios da saúde mundial, fornecendo soluções escaláveis e económicas que podem chegar a populações mal servidas em todo o mundo.

- **Inovação colaborativa:** A colaboração entre organizações de cuidados de saúde, empresas de tecnologia e organismos reguladores irá impulsionar a inovação e acelerar o desenvolvimento e a implementação de soluções de IA nos cuidados de saúde.

9.5 Uma visão para o futuro

Cuidados de saúde centrados no doente

O futuro da IA nos cuidados de saúde é centrado no doente. A IA permitirá que os pacientes assumam o controlo da sua saúde, fornecendo cuidados personalizados, acessíveis e proactivos. Esta mudança para cuidados centrados no paciente irá melhorar os resultados de saúde e melhorar a experiência do paciente.

Ecossistema de colaboração

O futuro ecossistema de cuidados de saúde será altamente colaborativo, com a IA a facilitar a comunicação e a coordenação sem descontinuidades entre os prestadores de cuidados de saúde, os doentes e outras partes interessadas. Isto conduzirá a uma prestação de cuidados mais integrada e eficiente.

Aprendizagem e adaptação contínuas

Os sistemas de IA aprenderão e adaptar-se-ão continuamente com base em novos dados e conhecimentos, garantindo que as práticas de cuidados de saúde evoluem com os avanços no conhecimento médico e na tecnologia. Esta abordagem dinâmica conduzirá a melhorias contínuas nos cuidados aos doentes e na eficiência operacional.

Cuidados de saúde sustentáveis

A IA contribuirá para a sustentabilidade dos sistemas de saúde, optimizando a utilização dos recursos, reduzindo o desperdício e melhorando a eficiência da prestação de cuidados. Isto ajudará a responder à crescente procura de serviços de saúde e a gerir os custos crescentes.

A integração da IA nos cuidados de saúde está a transformar o sector, oferecendo oportunidades sem precedentes para melhorar os cuidados aos doentes, melhorar os resultados e aumentar a eficiência. Ao olharmos para o futuro, o avanço contínuo e a adoção da IA serão impulsionados pela inovação, pela colaboração e por um compromisso com uma utilização ética e responsável. Ao adotar estes princípios, as organizações de cuidados de saúde podem libertar todo o potencial da IA e abrir caminho para um mundo mais saudável e mais equitativo.

Referências:

1. Berwick DM, Nolan TW, Whittington J. The Triple Aim: Care, health, and cost. *Health Affairs* 2008;27:759-69.

2. Bodenheimer T, Sinsky C. Do triplo ao quádruplo objetivo: os cuidados com o doente exigem cuidados com o prestador. *Ann Fam Med* 2014;12:573-6.

3. Feeley D. *O Objetivo Triplo ou o Objetivo Quádruplo? Quatro pontos para ajudar a definir sua estratégia.* Institute for Healthcare Improvement, 2017. www.ihi.org/communities/blogs/the-triple-aim-or-the-quadruple-aim-four-points-to-help-set-your-strategy.

4. The Health Foundation, Nuffield Trust, The King's Fund . *A força de trabalho no sector dos cuidados de saúde em Inglaterra: fazer ou desfazer?* The King's Fund, 2018.

5. Organização Mundial de Saúde. *Trabalhar para a saúde e o crescimento: Investing in the health workforce.* OMS, 2016. http://apps.who.int/iris/bitstream/10665/250047/1/9789241511308-eng.pdf Acedido em 31 de janeiro de 2020.

6. *Satya Nadella anuncia colaboração estratégica com a Novartis.* You Tube, 2019. www.youtube.com/watch?v=wMfsQE-D2q4

7. Lashinsky A. *Tim Cook on how Apple champions the environment, education, and health care.* Fortune, 2017.

8. Turea M. *Como as "4 grandes" empresas de tecnologia estão a liderar a inovação nos cuidados de saúde.* Healthcare Weekly, 2019.

9. McCarthy J. *What is artificial intelligence?* John McCarthy, 1998.

10. Shukla SS, Jaiswal V. Aplicabilidade da inteligência artificial em diferentes domínios da vida. *IJSER* 2013;1:28-35.

11. Deng J, Dong W, Socher R, et al. Imagenet: uma base de dados de imagens hierárquicas em grande escala. *2009 IEEE Conference on Computer Vision and Pattern Recognition* 2009:248-55.

12. Quinn TP, Senadeera M, Jacobs S, Coghlan S, Le V. Confiança e IA médica: os desafios que enfrentamos e a experiência necessária para superá-los. *J Am Med Inform Assoc* 2021;28:890-4.

13. Binns R, Gallo V. *Trade-offs*. Gabinete do Comissário da Informação, 2019. https://ico.org.uk/about-the-ico/news-and-events/ai-blog-trade-offs

14. Mitchell T. *Machine learning*. McGraw Hill, 1997. www.cs.cmu.edu/afs/cs.cmu.edu/user/mitchell/ftp/mlbook.html

15. Reardon S. Rise of robot radiologists. *Nature* 2019;576:S54-8.

16. Lasko TA, Denny JC, Levy MA. Computational phenotype discovery using unsupervised feature learning over noisy, sparse, and irregular clinical data. *PLoS One* 2013;8:e66341.

17. The Royal Society . *Aprendizagem automática: o poder e a promessa dos computadores que aprendem pelo exemplo*. The Royal Society, 2017.

18. LeCun Y, Bengio Y, Hinton G. Aprendizagem profunda. *Nature* 2015;521:436-44.

19. Topol EJ. Medicina de alto desempenho: a convergência da inteligência humana e artificial. *Nat Med* 2019;25:44-56.

20. Kelly CJ, Karthikesalingam A, Suleyman M, Corrado G, King D. Key challenges for delivering clinical impact with artificial intelligence. *BMC Medicine* 2019;17:195.

21. Panch T, Mattie H, Celi LA. A "verdade inconveniente" sobre a IA nos cuidados de saúde. *NPJ Digit Med* 2019;2:77.

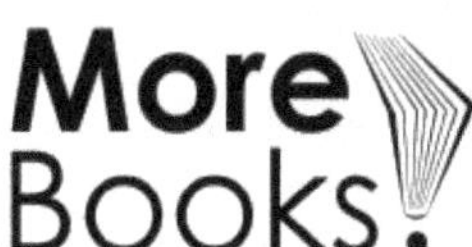

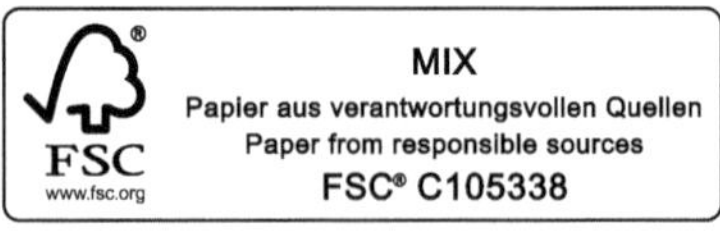

Printed by Books on Demand GmbH, Norderstedt / Germany